TABLE

ANALYTIQUE.

INTRODUCTION.

On est justement étonné, en lisant les écrits des anciens observateurs, de ne trouver nulle part quelqu'indice sur le Croup (1). Comment une affection aussi grave a-t-elle pu leur échapper? L'ont-ils confondue avec des maladies analogues? Ce qu'il y a de vrai, c'est qu'il faut traverser une longue suite de siècles, et arriver au milieu du 18e. pour en reconnaître une description soignée, que l'on doit à Ghisi, médecin de Crémone. Depuis lors, plusieurs observations bien faites ont été insérées dans les annales de médecine de Suède, dans les actes de Copenhague : enfin, quelques dissertations écossaises, allemandes et américaines présentent son histoire générale.

(1) J'ai conservé à cette dénomination l'ortographe écossaise, qui est celle de la langue dont le mot est emprunté, et qui a été adoptée par Home et les autres médecins allemands, anglais ou américains.

Qu'une maladie grave, encore ignorée, échappe pendant long-tems à l'esprit d'observation, cela est possible; mais est-il permis de négliger une affection sur l'existence de laquelle on a déjà des données positives? Tel était cependant l'état de la médecine en France, qu'elle ne possédait encore aucun détail sur le Croup, il n'y a pas vingt ans. Aussi, la Société royale frappée du vide que cet oubli laissait, et de l'importance extrême d'acquérir des notions solides sur l'histoire de cette maladie, la proposa en 1783, pour sujet d'un prix (1). Parmi quelques mémoires que cette compagnie savante accueillit, on distingue sur-tout celui de M. Vieusseux. Mais tous ces travaux étant

---

(1) *La maladie connue en Ecosse et en Suède sous le nom de Croup, ou d'*angina membranacea seu polyposa, *et qui a été décrite par le docteur* Home, *en* 1765, *et* Michaelis *en* 1778, *existe-t-elle en France? Dans quelles provinces a-t-elle été observée? Par quels signes diagnostics la distingue-t-on des autres maladies analogues, et quelles méthodes doit-on employer dans son traitement?*

encore inédits, laissaient à desirer un traité spécial sur cette matière.

Quoique le Croup paraisse affecter tous les âges, quoiqu'il semble parcourir ses périodes tantôt d'une manière aigue, et d'autres fois d'une manière chronique, je dois prévenir que je me borne à l'examen du *Croup* qui affecte les enfans, et dont la marche est aigue; parce que les faits particuliers du Croup chronique et de celui qui frappe les adultes, ne sont ni assez exacts, ni suffisamment multipliés.

Je n'ai point donné la description des voies aëriennes, parce que j'ai supposé ces organes connus du Lecteur.

Dans l'histoire de cette maladie, j'ai soigneusement écarté toutes les observations peu exactes ou douteuses, afin de n'établir les faits qui y sont exposés que sur des bases solides.

Jusqu'à nos jours, la médecine n'avait encore que des idées vagues, et souvent fausses sur la nature de la concrétion membranforme et des urines lactescentes. M'était-il permis de reproduire des opinions hasardées ; ou ne convenait-il pas plutôt de ne reconnaître que les faits, en m'entourant des lumières que les sciences physiques pouvaient me fournir ? C'est en effet ce que j'ai tâché de faire, en m'aidant des secours de la chimie.

Un égal éloignement pour tout esprit d'hypothèses et d'inductions générales déduites de faits trop particuliers, m'a engagé à comparer de bonne foi les succès qu'ont obtenu les différentes méthodes de traitement, et à ne consulter que l'expérience pour celle que je propose.

Tel est l'objet de ce travail. Puisse-t-il éveiller l'attention des Praticiens sur une affection si terrible, plus fréquente qu'on ne le croit, et souvent confondue avec d'autres maladies ! Puisse-t-il enfin leur être de quelqu'utilité pour arracher quelques victimes innocentes à une mort presque certaine !

DU CROUP.

§ I.

SYNONIMIE ET OBSERVATIONS PARTICULIÈRES.

PLUSIEURS dénominations différentes ont été successivement données à la maladie que nous décrivons (1). Les unes, trop générales, ne la déterminent pas suffisamment ; certaines, trop restreintes, ne conviennent qu'à quelques variétés ; d'autres, enfin, présentent une signification fausse et propre à induire en erreur. Elles indiquent, il est vrai, la difficulté de respirer, le timbre particulier de la voix, ou la couenne qui tapisse le conduit aërien, ou enfin le danger de suffocation

(1) Morbus truculentus infantum ; *Van-Bergen*. Cynanche stridula ; *Wahlbom*. Angina suffocatoria ; *Engstroem*. Suffocatio stridula ; *Home*. Cynanche trachealis ; *Cullen*. Angina membranacea sive polyposa ; *Michaelis*. Angina trachealis ; *Johnst*. Cynanche trachealis humida ; *Rush*. Croup muqueux ; *Lentin*. Orthopnée membraneuse ; *Lundun*, etc. etc.

qui menace le malade ; mais elles ne portent nullement sur le mode d'altération. Le mot *Croup*, si usité en Écosse, sera la dénomination dont nous nous servirons dans tout le cours de cet Opuscule. Comme il n'indique rien dans notre langue, il ne peut réveiller d'idée fausse, ni trop générale, ni trop particulière.

PREMIÈRE OBSERVATION (1).

Un enfant âgé de 7 ans qui habitait près d'un pont, eut de la toux pendant l'hiver. Un mois et demi avant l'invasion du croup, il fut affecté de la rougeole, dont il guérit parfaitement.

Au début : chaleur, soif, voix aigue et glapissante. Home ne vit le malade que le quatrième jour. Alors : pouls très-fréquent et dur ; respiration profonde ; douleur au larynx, par la pression, ou quand le malade voulait parler ; soif intense ; nausées ; expectoration

(1) An inquiry into the croup, by Francis Home. Edimb. 1765.

écumeuse; visage bouffi; intégrité des facultés intellectuelles. *On pratiqua une saignée.*

La nuit suivante, *on appliqua les sangsues et le vésicatoire au cou.*

5e. *jour.* Respiration fort précipitée, pouls très-faible et qui battait 176 fois par minute. L'enfant mourut pendant la nuit.

Autopsie cadavérique. La surface muqueuse de la trachée était rouge, tapissée d'une couche membraniforme, épaisse, peu adhérente, qui couvrait une matière puriforme, et se continuait jusque dans les subdivisions bronchiques, où elle devenait plus mince, plus molle et pulpeuse. Les poumons étaient sains.

DEUXIÈME OBSERVATION (1).

1er. *jour.* Une fille âgée de 4 ans, était enrhumée depuis huit jours. Le 24 octobre 1772, vers midi, mouvement fébrile; léger enrouement; toux pendant la nuit.

---

(1) Kongl. Vetenfkaps academiens handlinger, for ar 1772, vol. 33, méd. Kongl. acad. Tilstand. Stockholm.

2. Elle se trouva assez bien, et ne se plaignit que de lassitude et de faiblesse.

Le soir, retour de la fièvre. La nuit, toux accompagnée d'un bruit non ordinaire.

3. Le soir, exacerbation avec toux convulsive, et éjection d'un mucus visqueux, blanc, presque transparent ; voix ordinaire.

4. *La petite malade prit le matin de la manne.* Elle se trouva si bien, qu'elle se leva quoiqu'un peu faible, et joua avec les autres enfans.

Le soir, exacerbation avec respiration stertoreuse ; toux et expectoration (1).

5. Un émétique fit rendre abondamment des mucosités blanches et très-visqueuses.

Le soir, exacerbation et respiration stertoreuse.

6. Paroxisme plus intense que les autres jours, le soir, et sur-tout pendant la nuit.

7. A midi, état si exaspéré, qu'il ne paraissait plus y avoir d'espoir. Respiration

---

(1) La fièvre, la toux, et spécialement l'état stertoreux de la respiration, augmentaient à chaque exacerbation : celle-ci devançait tous les jours la précédente d'une heure.

stertoreuse et extrêmement difficile qui se calmait par la position horizontale. Pouls petit, mou, très-fréquent ; pâleur de la face ; chaleur douce de la peau ; voix ordinaire ; expectoration d'un blanc jaunâtre ; urines blanches et puriformes ; inquiétude morale très-grande ; douleur très-forte à l'abdomen, quoique la malade ait eu une selle ; assoupissement continuel. *On employa vainement les vapeurs de vinaigre, le vésicatoire, l'infusion de sureau avec le suc de citron et le miel.*

Le pouls devint de plus en plus faible, bientôt intermittent, et l'enfant mourut à 6 heures du soir.

Autopsie cadavérique. Nulle ulcération de la membrane muqueuse des voies aëriennes, qui avait conservé sa couleur ordinaire. On trouva, dans l'intérieur de la trachée, beaucoup de mucosités aqueuses. Une couche membraniforme, tubuleuse, et nullement adhérente, commençait au-dessous des cartilages du larynx, et se continuait le long de la trachée et des ramifications bronchiques. Elle augmentait d'épaisseur à mesure qu'elle approchait du larynx, dont elle obstruait presqu'entièrement l'ouverture. Elle s'offrait sous un aspect blanc et fibreux, et avait une tenacité telle, qu'on pouvait l'extraire sans la déchirer. Les poumons étaient sains, excepté la partie supérieure du lobe gauche, qui contenait une matière puriforme. Il y avait un épanchement séreux dans la cavité thoracique (SALOMON).

TROISIÈME OBSERVATION (1).

1er. *jour de la maladie.* La sœur de Michaelis, âgée de 5 ans, éprouva le 2 octobre 1765, un refroidissement léger. Le tems était fort humide. Aussitôt, coryza; toux légère; un peu de difficulté dans la respiration; voix rauque et ressemblant au cri du coq; déglutition un peu difficile; pouls fréquent et fort.

2. Vomissement d'une matière muqueuse très-tenace; respiration plus difficile et stertoreuse; nulle fétidité de l'haleine. *On employa les expectorans légers sans succès.*

3. Augmentation de tous les symptômes: voix aiguë et sifflante entendue de fort loin. *On donna un émétique, qui fut rejeté.*

---

(1) De Angina polyposa sive membranacea. Aut. Michaelis.

4. *On pratiqua une saignée.* Rémission trompeuse ; mort : la malade ayant conservé jusqu'alors l'usage des facultés intellectuelles.

Autopsie cadavérique. On trouva l'épiglotte, ainsi que les bords de la glotte, tuméfiés et enflammés. Tout le tube aërien, ainsi que ses subdivisions, étaient gorgés de mucosités écumeuses et blanchâtres. La partie supérieure de la trachée était de couleur ordinaire, et tapissée d'une couche membraniforme, très-facile à séparer. Sa partie inférieure était enflammée. Les deux poumons étaient livides à leurs faces inférieure et postérieure : les glandes de la base de la langue et les tonsilles tuméfiées ; la face concave du foie enflammée ; enfin, le rectum et le colon étaient tellement rétrécis, que leur diamètre n'égalait pas celui d'un intestin grêle.

QUATRIÈME OBSERVATION (1).

1er. *jour de la maladie.* Un enfant de 6 ans, sujet à l'enrouement, éprouva le 12 mars 1779, un mouvement fébrile.

(1) Mém. de la Soc. R. de Méd., t. II.

Le soir, exacerbation, avec un saignement de nez sans céphalalgie.

2. Rémission; l'enfant resta levé et joua une partie de la journée. Le soir, nouveau paroxisme, qui se propagea dans la nuit.

3. A midi, pyrexie plus intense; assoupissement; râlement très-sensible; un peu de toux.

Le soir, paroxisme; pouls très-fréquent et plein. *On pratiqua une saignée au bras.*

4. Assoupissement et fièvre moindres; pouls fréquent, moins plein. Continuation du râle, mais avec quelqu'interruption. Expectoration facile d'une matière opaque, blanche et jaunâtre.

Le petit malade éprouva une violente quinte de toux, dans laquelle il rejeta un lambeau membraniforme de la longueur d'environ 16 millimètres, et d'un peu moins de largeur, recouvert des deux côtés d'un mucus blanc. La quinte se reproduisit une seconde fois, mais sans aucune éjection.

Cet état alternatif d'exacerbation et de rémission se continua jusqu'au 11e. jour que le malade est mort; ayant conservé jusqu'au dernier moment l'intégrité des facultés de l'entendement.

Autopsie cadavérique. La membrane muqueuse des voies aëriennes avait conservé sa couleur ordinaire : elle était enduite d'une légère couche de matières blanches, muqueuses et un peu grumelées, lesquelles s'étendaient jusque dans les ramuscules bronchiques. La partie postérieure des poumons était rouge, gorgée de mucosités blanches et puriformes. Le reste était sain, de même que la plêvre. (MAHON, de Chartres.)

CINQUIÈME OBSERVATION (1).

Premier jour de la maladie. Un enfant de seize mois fut, à son lever, moins gai qu'à l'ordinaire : léger coryza, toux. On le promena long-tems au grand air : dans la nuit, toux rauque, oppression, chaleur vive, agitation.

2. A six heures du matin, *cinq centigrames de tartrite de potasse antimonié, dans seize décagrames de lait*, furent ordonnés à petites doses, très-rapprochées : on les donna à

(1) Méd. Clinique, par Ph. Pinel.

des intervalles trop longs ; ils furent sans effet.

A huit heures, face animée, bouche béante, narines dilatées, voix aigue, sifflante, glapissement, respiration stertoreuse, assoupissement, peau brûlante, point d'urine. L'enfant portait toujours la main au gosier. *Nouvelle potion émétisée*, mais donnée à doses plus rapprochées : après quelques efforts, vomissement de matières muqueuses, épaisses, filantes. *Un bain de pieds*, qui ne fut pas pris assez chaud, augmenta la gêne de la respiration et l'embarras de la gorge. *Inspiration fréquente de l'éther sulfurique, lavement avec le sulfate de soude ; éternuement provoqué par tous les moyens possibles.* Pour boisson, *infusion d'hisope avec le sirop de vinaigre.*

Dans le jour, tous les symptômes s'agravent, si on abandonne le malade à la tendance qu'il a pour tomber dans l'assoupissement.

Le soir ; *nouveau bain de pieds très-chaud*, il a soulagé un peu. *Lavement* qui a provoqué une selle jaune. Rémission, après l'effet de ces deux derniers moyens. A neuf heures, tous les symptômes ont repris plus d'intensité ;

assoupissement extrême, stupeur. *Nouvel émétique* qui a fait vomir des matières visqueuses et rendre des selles grisâtres. L'assoupissement a été moindre.

Dans la nuit, *liniment avec l'opium et le camphre*, appliqué en friction et en topique sur la partie antérieure du cou.

3. Symptômes plus alarmans ; *continuation des mêmes moyens, excepté de la potion émétisée.*

A sept heures du matin, peau moins séche, calme apparent.

A neuf heures, mouvemens convulsifs ; bientôt après, déjections copieuses, jaunes ; dès lors, urines blanches, abondantes et troubles.

A midi, rémission très-sensible, respiration plus libre, voix moins glapissanse, toux plus rare, appétit. *On a permis un bouillon.*

Dans la nuit, assoupissement très-profond ; néanmoins la rémission se soutenait.

4. Les symptômes diminuent d'intensité. Dans la nuit respiration bruyante, mais elle redevenait libre aussitôt qu'on secouait l'enfant. *Liniment supprimé à cause de l'opium.*

6. Sueur très-fétide et copieuse. Conva-

lescence pendant laquelle on a donné des *purgatifs très-doux* pour débarrasser entièrement le conduit alimentaire.

§ II.

HISTOIRE GÉNÉRALE.

Le Croup a été observé en Angleterre, en Amérique, en Italie, en Suède, en Allemagne et en France. Il exerce ses ravages dans les lieux secs et dans les lieux humides. D'après Home, il est plus fréquent dans le voisinage de la mer, des grandes rivières et des marais. Il était autrefois très-commun dans une partie fort humide de l'Écosse qui avoisine le Tay; il l'est moins au rapport de Crawford (1), depuis qu'on y a desséché les marais.

Bloom (2) a vu une épidémie de Croup pendant le printems; Salomon, pendant le printems et l'automne; Van-Bergen (3), Wahl-

(1) Crawford *de Cynanche Stridula*. Edimb.

(2) Berættelse om gangbara och andra forefallne Sjukdomar uti Oestra Bergs-Lagen, i Dalarne och Stora Kopparbergs lan fran Junii manad 1765, till december manads Slut 1768.

(3) Nova acta naturæ curiosorum, t. II.

bom (1) et Michaelis, durant l'hiver. Ce dernier en a observé une se manifester à New-Yorck (2) pendant un froid fort rigoureux. La constitution atmosphérique fut sèche dans l'épidémie de Wertheim; alternativement chaude et froide, sèche et humide dans celle décrite par Bloom; alternativement froide, sèche et humide, dans celle de Francfort: enfin, l'épidémie de Calmar régna pendant les pluies de décembre 1765; elle disparut pendant le froid et la sécheresse de janvier, et reparut avec les pluies et l'humidité du mois suivant. Quoique le croup puisse exister dans toutes les saisons et dans toutes les constitutions, il paraît néanmoins que l'hiver et l'automne, le froid et l'humidité, sont plus favorables à son développement: souvent on le voit accompagner les épidémies de catarrhe pulmonaire, d'angine gangréneuse et de variole confluente.

Le Croup affecte les deux sexes. Michaelis, Lentin, Boehmer, assurent que les garçons

(1) Berættelser till Riksens Stænder, rorande Medicinal Werkets Tillstand i Riket, anni 1769.

(2) Briefe aus New-York in Richters chirurgischer bibliothek. 5 et 6 ter band.

y sont plus exposés que les filles. Il frappe les enfans qui jouissent d'une bonne santé ceux qui ont une toux habituelle, et ceux qui viennent d'éprouver des catarrhes pulmonaires, des scarlatines, des rougeoles, ou qui sont affectés de variole confluente. Quelquefois il survient, sans cause apparente connue, le plus souvent, à la suite d'un refroidissement subit, ou après l'exposition aux vicissitudes atmosphériques, ou à une température humide. Les observations de Home et de M. Vieusseux, prouvent qu'il peut attaquer, à plusieurs reprises, le même individu.

Le Croup est endémique sur les côtes de l'Ecosse, dans certaines régions de la Suède, à New-Yorck; il a été épidémique à Crémone, à Stockolm, à Calmar, etc.; le plus souvent il est sporadique. Souvent des enfans habitent et même jouent avec quelques-uns affectés de cette maladie sans en être attaqués; quelquefois aussi l'on en voit plusieurs, dans la même maison, atteints à-la-fois ou peu de tems l'un après l'autre; le plus ordinairement ils la contractent sans communication. Actuellement, cet état de choses prouve-t-il que le Croup est contagieux ? Rosen (1) et Wichmann (2) embrassent cependant cette opinion. Les observations sur lesquelles s'appuie le premier, ne sont nullement concluantes ; le second avoue n'avoir aucun fait qui le prouve d'une manière positive.

Le plus souvent le Croup ne présente d'abord que les symptômes d'un rhume plus ou moins intense ; le malade se plaint de coryza, d'enrouement, de toux, d'un peu de gêne dans la respiration ; il est triste, le pouls est febrile, et la chaleur de la peau plus développée. Bientôt le timbre de la voix change, il devient aigu et glapissant, semblable au cri d'un jeune coq, ou comme s'il sortait d'un tuyau d'airain. La respiration est difficile et sifflante ; le pouls très-fréquent et souvent fort faible. La toux est rauque ; le malade se plaint d'une douleur au larynx ou à la trachée. Il rend par les efforts de la toux et du vomissement, et au milieu d'une suffocation imminente, des mucosités plus

---

(1) Rosen de Rosenstein, Traité des Maladies des enfans, traduit du suédois.

(2) Wichmann, ideen zur Diagnostik.

ou moins consistantes, accompagnées souvent de lambeaux membraniformes étendus ou tubulés. Il est très-faible, alternativement assoupi et agité; il éprouve beaucoup d'anxiété; les urines deviennent blanches et troubles; la déglutition reste libre; l'haleine est inodore, et le malade conserve pendant tout le cours de cette affection l'usage des facultés intellectuelles.

La manière d'être de cette maladie n'est pas, il s'en faut, toujours uniforme. Elle présente, au contraire, beaucoup de variétés dans son invasion, sa marche, son intensité, sa durée, ses terminaisons et l'état des symptômes.

Tantôt le rhume dure deux à trois jours avant que la maladie se caractérise; tantôt aussi elle se manifeste subitement avec l'ensemble de ses caractères. Dans quelques circonstances, elle débute par des convulsions ou le tétanos. Quelquefois les symptômes se soutiennent, s'exaspèrent graduellement et avec plus ou moins de rapidité; d'autre fois ils présentent des rémissions plus ou moins longues, et même un rétablissement apparent, mais ils reparaissent bientôt avec plus de violence. Ces rémissions, ordinairement irrégulières, surviennent soit spontanément, soit à la suite de l'expectoration, du vomissement ou de l'application de quelques médicamens.

La durée ordinaire du Croup est de quatre ou cinq jours; quelquefois lorsque les symptômes sont très-graves, il est mortel dans l'espace de 6, 12, 24 à 48 heures : on trouve dans Halénius, une observation où il a duré dix-huit jours. Quelques auteurs croient qu'il peut devenir chronique; mais ces cas sont rares, et n'ont point encore été observés avec exactitude.

La mort est une des terminaisons fréquentes de cette maladie. On la voit survenir subitement au milieu de la rémission la plus trompeuse, et au moment où les symptômes se sont graduellement élevés au plus haut degré d'intensité. Il paraît certain qu'on doit l'attribuer à la suffocation. Lorsque l'issue est heureuse, les phénomènes se dissipent successivement, et il ne reste plus qu'un peu de toux et d'enrouement, qui se continuent pendant un ou deux septénaires; on observe alors souvent des urines blanches et troubles, des sueurs générales, des déjections muqueuses et surtout une expectoration plus facile et plus consistante. Callisen a vu le Croup suivi d'une phthisie mortelle; et Ghisi, d'une expectoration de longue durée.

Le Croup présente souvent des variétés dans ses symptômes; quelquefois il en manque un ou plusieurs. Dans quelques circonstances il s'en manifeste qui ne sont pas ordinaires. La voix n'est pas toujours aigue et glapissante, elle peut être rauque, éteinte ou ne ressembler au cri du coq que lorsque le malade tousse ou pleure. Salomon l'a vue une fois rester aigue après la convalescence. La toux est ordinairement séche dans le principe de la maladie, et humide pendant son cours. Dans certains cas, elle est alternativement séche et humide. Fréquemment elle est excitée par la boisson et menace de suffocation. L'expectoration est quelquefois nulle; ordinairement elle est d'abord limpide et visqueuse, puis consistante et opaque ou membraniforme; tantôt elle a lieu par les seuls efforts de la toux, et d'autres fois elle est produite par le vomissement. Chez un grand nombre elle est accompagnée d'un danger de suffocation très-imminent. L'éjection de lambeaux membraniformes n'est point aussi fréquente qu'on le croit. Sur 40 observations rassemblées au hasard, je n'ai trouvé que 9 malades qui en ayent rejetté. Bayley même qui a traité beaucoup d'enfans de cette maladie, ne l'avait jamais remarqué.

Il n'est pas de variétés que la dyspnée ne puisse présenter dans sa marche et son intensité. Quelquefois elle se prononce dès l'invasion de la maladie; et dans d'autres cas, seulement le troisième ou quatrième jour. Chez les uns elle diminue, disparaît ou cesse après l'expectoration; chez d'autres, elle diminue et disparaît spontanément, quoique celle-ci n'ait point eu lieu. Enfin, il est des cas où elle continue et s'exaspère même, quoique le malade expectore abondamment et rejette des lambeaux membraniformes. C'est à la dyspnée qu'un grand nombre de symptômes sont subordonnés: quand elle est fort intense, le malade est assoupi ou fort agité; il éprouve des anxiétés extrêmes; il est pâle, débile; les pulsations sont faibles, très-fréquentes, par fois intermittentes. La toux est rauque, la voix fort aigue, la parole même impossible: les symptômes diminuent et disparaissent avec la difficulté de respirer (1).

Les urines ne sont pas constamment blanches et troubles. Salomon donne l'observation d'un cas dans lequel elle restèrent limpides, quoiqu'à l'ouverture cadavérique on trouva la couche membraniforme. La douleur à la région du larynx et de la trachée ne s'observe pas toujours; elle est souvent si obscure que le malade ne s'en plaint pas. Il est des cas où la face, la partie antérieure du cou, les mains et les pieds, sont tuméfiés; enfin, il n'est pas très-rare d'observer des convulsions ou des affections spasmodiques.

Il serait sans doute intéressant de connaître les différences qu'apportent, au Croup,

---

(1) Cette difficulté de respirer influe nécessairement sur la circulation en général, et sur celle des poumons en particulier. Dans les cadavres des personnes mortes du Croup, on trouve ordinairement les poumons gorgés d'un sang plus ou moins liquide et noir : très-souvent les cavités du cœur sont vides, comme Salomon et Reil l'ont observé.

l'âge, le sexe, les saisons et les localités; mais les observations particulières, tracées par les Médecins qui ont pratiqué dans des pays différens, ne présentent rien d'assez tranché pour qu'on puisse distinguer ce qui appartient à la maladie et ce qui est dépendant du lieu qu'habite la personne affectée. Nous pourrions en dire autant de l'influence des saisons : quant à celle de l'âge, les observations de personnes adultes qu'elle a frappées sont trop peu nombreuses pour qu'on puisse en induire des résultats. Il paraît seulement, d'après les faits recueillis jusqu'ici, que le Croup est en général plus intense, plus aigu et plus dangereux chez les enfans, sans cependant épargner constamment les adultes, ainsi que l'attestent les observations de Ghisi (1) et de M. Bonhomme, (2) etc. L'anatomie comparée des différens âges paroît indiquer le premier résultat; elle démontre que le conduit aërien,

(1) Martino Ghisi, lettere Mediche in Cremona, 1749.

(2) Essai de Médecine, ouvrage périodique par Waton et Guerin, à Carpentras.

soit qu'on l'examine dans la glotte, le larynx, la trachée et les bronches, a moins de dimensions dans l'enfant que dans l'adulte. M. Richerand (1) avait déjà observé qu'avant la puberté, la glotte ne présente que la moitié des dimensions qu'elle a après cette époque. Cette disposition doit donc rendre beaucoup plus efficace, dans le premier âge, l'effet d'une cause qui agit puissamment pour gêner le passage de l'air.

Les dimensions moindres qu'on observe dans le conduit aërien, et notamment dans la glotte de la femme, paroîtraient devoir faire présumer que la maladie est plus grave chez elle ; mais l'expérience n'a point encore prononcé sur ce point.

§. III.

SIÉGE.

Le Croup a son siége dans le conduit aërien ; il consiste dans une sorte d'inflammation de sa membrane muqueuse. Cette phlegmasie s'étend plus ou moins ; quelquefois elle se borne à la portion de membrane qui tapisse l'in-

---

(1) Mémoires de la Société médicale d'émulation, troisième année.

térieur du larynx ; d'autres fois à celle de la trachée ; tantôt à ces deux portions à-la-fois, et souvent elle se continue jusque dans les ramifications des bronches. La partie enflammée est douloureuse, tuméfiée, d'un rouge plus vif ; ses vaisseaux sont plus apparens. L'augmentation de rougeur n'est cependant pas constante. Halénius et Salomon donnent des observations de cas particuliers dans lesquels la membrane muqueuse a conservé sa couleur ordinaire, quoique tous les autres phénomènes du Croup existassent. Tous les points enflammés ne sont pas également rouges ; c'est la partie postérieure de la trachée et l'intervalle compris entre les cerceaux qui le sont davantage. Jamais on a trouvé la moindre trace d'ulcération.

La sécrétion du mucus qui lubréfie les voies aëriennes est altérée. Au lieu d'une humeur consistante, visqueuse, non coulante, on trouve ordinairement une couche membraniforme ou pulpeuse, et des mucosités écumeuses ou puriformes (1). Ces couches varient en étendue, ainsi que l'inflammation,

(1) Il résulte des ouvertures cadavériques faites par

communément elles se continuent dans les sous-divisions des bronches. Tantôt le conduit aërien est entièrement gorgé, d'autres fois, les ramifications bronchiques le sont seulement; mais il reste encore assez d'espace dans le larynx et la trachée pour donner passage à l'air. La concrétion est souvent membraniforme dans le larynx, la trachée et les premières divisions des bronches, tandis qu'elle est pulpeuse dans leurs dernières ramifications.

La concrétion couenneuse ressemble assez, par sa forme, à une membrane, pour que Wilke (1), et de nos jours Selle (2) l'aient confondue avec la tunique interne du tube aërien (3).

Reil, et insérées dans ses *memorabilia clinica*, que la surface muqueuse du conduit aërien est quelquefois d'un rouge très-vif, sans qu'on y apperçoive la moindre trace de mucosité, et sur-tout de concrétion pulpeuse ou membraniforme. Mais est-ce alors un véritable Croup ?

(1) De Angina infantum in patria recentioribus annis observata, dissertatio in anguralis, præside *Samuele Aurivillio*, Respond. *Wilke*, Upsal 1764.

(2) Rudimenta Pyretologiæ.

(3) Reil n'a quelquefois trouvé que des lambeaux membraniformes adhérans, çà et là, à la surface enflammée. Lentin a vu une fois la couenne présenter la forme globuleuse.

Elle est blanche ou grise, quelquefois tachetée de rouge, et rarement noirâtre : elle ne répand point d'odeur. Son épaisseur, sa consistance et ses adhérences sont sujettes à varier. Ordinairement, cette concrétion se détache sans se rompre. On n'y remarque aucune trace d'organisation, si ce n'est quelquefois des vaisseaux qui se continuent dans son intérieur, ainsi que Van-Bergen l'a observé, et comme le professeur Chaussier l'a démontré par des expériences récentes faites sur les animaux vivans. Cette concrétion membraniforme présente toutes les propriétés de l'albumine coagulée. Ainsi, elle est insoluble dans l'eau froide et dans l'eau bouillante : mais elle est dissoluble dans les alcalis étendus d'eau, par l'intermède de la chaleur. Par l'incinération, elle donne du carbonate de soude et du phosphate de chaux. Ce sont des portions, plus ou moins grandes de cette couenne, que l'on rend souvent sous forme tubuleuse, par les efforts de la toux et du vomissement.

La concrétion pulpeuse est filante, visqueuse, jamais adhérente ; elle s'enlève facilement et se divise de même ; elle rend visqueuse l'eau froide, dans laquelle on l'agite, sans s'y dissoudre. Elle blanchit et se coagule par la chaleur, l'eau bouillante, les acides et l'alcool. Elle ressemble alors parfaitement à la couche membraniforme dont elle ne paraît différer que par un moindre dégré de coagulation. Elle n'est jamais, comme la couenne, rejettée sous forme membraneuse, mais bien avec l'apparence d'une expectoration opaque, semblable à celle des catarrhes pulmonaires et des péripneumonies.

Quant aux mucosités, elles sont quelquefois écumeuses et limpides, et elles ont été regardées par divers auteurs, comme étant de nature aqueuse. On les a prises pour une matière purulente, quand elles sont visqueuses et d'un blanc jaunâtre.

Leur nature est également albumineuse. Quand elles sont limpides et écumeuses, l'albumine n'est point coagulée, mais dissoute dans une grande quantité d'eau. En effet, ces mucosités acquièrent une apparence laiteuse par la chaleur et déposent, par l'évaporation, des flocons blancs. A l'air, elles se couvrent de pellicules qui se précipitent à mesure qu'elles se forment; elles se putréfient sans passer à l'ascescence. Par l'acide muriatique oxigéné, elles précipitent aussitôt des flocons blancs et opaques ; par le sulfurique, elles blanchissent, deviennent opaques et ne précipitent que dans l'espace de quelques jours, mais en petite quantité et sans redevenir transparentes. Elles se coagulent encore par l'alcool, et se précipitent par le tannin. Enfin, le sirop de violette, le nitrate de mercure et le lavage de leurs cendres dans l'eau et dans l'acide nitrique, y démontrent de même la présence du carbonate de soude et du phosphate de chaux. Lorsqu'elles sont visqueuses, qu'elles ont une couleur jaunâtre, elles contiennent moins d'eau, et de l'albumine en partie coagulée, comme le prouve leur coagulation plus prompte par la chaleur, les acides, l'alcool, et l'état limpide auquel elles passent quand on les chauffe avec les alcalis.

Ces concrétions pulpeuses ou membraniformes, ainsi que ces mucosités, ne diffèrent point essentiellement du mucus visqueux et consistant, qui lubrefie les voies aëriennes dans l'état de santé ; car, celui-ci se coagule promptement par la chaleur, dans l'eau bouillante, les acides et l'alcool. Il rend l'eau froide visqueuse, sans s'y dissoudre notablement. Son charbon incinéré, donne également du carbonate de soude et du phosphate de chaux : coagulé, il ressemble entièrement à la concrétion membraniforme, et se comporte comme elle avec les réactifs. C'est ainsi que le mucus des voies aëriennes se coagule en un tube couenneux, quand on plonge la trachée pendant quelques momens dans l'eau bouillante et l'acide muriatique oxigéné. Enfin, un degré moindre de coagulation, rapproche ce mucus de la couche pulpeuse. Etendu d'eau, il ressemble aux mucosités dont nous venons de parler, et se comporte comme elles par l'ébullition et l'acide sulfurique.

L'albumine qui compose les couches couenneuses et pulpeuses, et que l'on retrouve dans ces mucosités, diffère, sans doute, de celle de l'œuf. Mais, l'albumine du lait, celles du sang, du cerveau, des sérosités, quoiqu'analogues par leur nature, diffèrent cependant entre elles par plusieurs propriétés suffisantes pour en former autant de variétés. Les qualités différentielles les plus sensibles que ces matières nous offrent, sont de prendre une couleur opale par l'ébullition, de ne précipiter que successivement et à mesure que l'évaporation s'opère. L'albumine de l'œuf, très-étendue d'eau, se comporte à la vérité, presque de la même manière, mais ce qui l'en distingue, c'est qu'elle se coagule promptement et en une seule masse, par l'acide sulfurique, tandis que les mucosités blanchissent d'abord, ne précipitent que dans l'espace de quelques jours, en très-petite quantité, en petits flocons distincts, et qu'elles conservent en outre la couleur opale que l'acide leur avait primitivement donnée.

La couche couenneuse n'est pas particulière au Croup; on l'a trouvée sur les surfaces muqueuses de l'estomac, de l'intestin, de l'utérus, de la vessie, etc. J'ai également observé un cylindre couenneux qui remplissait l'intérieur des ramifications bronchiques dans les poumons carnifiés de personnes mortes de péripneumonie. Soumis à l'analyse chimique, il se comportait de la même manière. Sur quelques portions non carnifiées du même organe, ainsi que dans les poumons d'individus morts de catarrhe pulmonaire adynamique, j'ai trouvé les ramifications bronchiques gorgées d'une matière analogue à la couche pulpeuse.

D'autres concrétions remplissent encore le conduit aërien, dans des affections différentes du Croup. C'est ainsi que Tulpius (1) Senac et Murray (2) en ont observé chez des hémopthysiques et des phthisiques. Y aurait-il quelqu'analogie dans la nature de ces concrétions ?

Nous avons trouvé dans le cadavre d'une personne morte d'hémoptysie, à la salpêtrière, un corps oblong, un peu écumeux, rougeatre, et qui s'étendait depuis les arrière-narines, jusque dans les subdivisions des bronches. Sa forme était semblable à celle du conduit qui le renfermait, et sa tenacité était telle, qu'on pouvait l'enlever sans le rompre. Les ramuscules bronchiques étaient remplis d'un sang écumeux. En soumettant ce corps à l'analyse chimique, je lui ai reconnu toutes les propriétés d'un caillot de sang qui contient beaucoup de fibrine. En

---

(1) Observationes medicæ.

(2) Comment. de polypis bronchiorum in nov. Comment. Societ Goett. T. 4.

effet, le lavage lui a enlevé la partie colorante, et il n'est resté qu'une substance blanche, fade, inodore, élastique, insoluble dans l'eau bouillante, ainsi que dans les alcalis; dissoluble dans l'acide acéteux, par l'intermède de la chaleur, qui, avec l'acide nitrique, a dégagé beaucoup de gaz azote, et a présenté toutes les propriétés de la fibrine.

On a toujours cru que les urines blanches et troubles, qu'on observe pour l'ordinaire dans cette maladie, et qu'on a désignées sous le nom de lactescentes, sont dues au transport de la matière muqueuse vers les reins; mais, ayant eu occasion de les analyser, j'ai reconnu combien on était tombé dans l'erreur; en effet, ces urines précipitent peu par le tannin, leur dépôt receuilli, ne se coagule ni par la chaleur, ni par les acides, non plus que par l'alcool. En un mot, elles ne présentent aucune propriété des mucosités et des concrétions albumineuses que l'on trouve dans le tube aërien.

Le sédiment de ces urines, s'est dissout en partie dans l'eau froide, et plus facilement encore dans l'eau bouillante. Il a resté une matière pulvérulente, grisâtre; la partie dissoute avait une couleur citrine, et une odeur d'urine; par l'évaporation, elle dégageait du carbonate d'ammoniaque; évaporée jusqu'à consistance convenable, elle précipitait avec l'acide nitrique des lames micacées, semblables à celles que forme l'urée avec le même acide : elle faisait cristalliser le muriate d'ammoniaque en cubes, et le muriate de soude en octaëdres. On y trouvait, en un mot, toutes les propriétés de l'urée. Quant à la matière grisâtre, elle ne paraissait être ni du phosphate de chaux, ni de l'acide urique. Elle était, d'ailleurs, en trop petite quantité, pour que je pusse en déterminer la nature avec toute la précision nécessaire. (1)

---

(1) Ce ne sera que lorsqu'on aura formé l'établissement clinico-chimique, dont le professeur Fourcroy a le premier donné l'idée dans sa *Médecine éclairée*, et dans son *Système des connaissances chimiques*, que l'on pourra rapprocher ces urines des autres urines critiques, dont la nature n'est pas jusqu'ici exactement connue, et que l'on pourra trouver de nouveaux points de différence, ou de ressemblance, entre le Croup et les affections qui s'en rapprochent le plus.

Les auteurs se sont beaucoup occuppés de la recherche des signes propres à indiquer la formation et la présence des couches pulpeuse et membraniforme, et ils datent la deuxième période du Croup, de leur formation. Mais les caractères qu'ils consultent, à cet égard, ne sont-ils pas loin de réunir les qualités nécessaires? car, ou ils sont communs avec d'autres affections; ou disparaissent et s'exaspèrent sans être en rapport avec la concrétion muqueuse; telle est la dyspnée; ou ils sont quelquefois sujets à manquer, quoique la couenne ou la couche pulpeuse existent, comme la voix glapissante, les urines blanches et troubles: comparativement aux autres, le signe qui a le plus de valeur est sans doute l'éjection de lambeaux membraniformes ou l'expectoration opaque; mais son absence peut-elle permettre d'en induire que la concrétion n'existe pas? L'autopsie cadavérique prouve souvent le contraire; et peut-on ne dater la formation de la couenne que du moment où cette expectoration a lieu? Concluons donc que cette distinction, quelqu'importante qu'elle soit, est fondée sur des caractères trop infidèles, pour pouvoir être de quelqu'utilité dans la pratique.

§. I V.

CLASSIFICATION.

C'EST avec les phlegmasies des membranes muqueuses, je veux dire avec les catarrhes, que le Croup a la plus grande analogie. L'organisation de la membrane qui en est le siége, est la même que celle du systême muqueux en général : ses différences sont entièrement relatives aux fonctions auxquelles elle contribue.

Dans le Croup, comme dans tous les catarrhes, il y a tuméfaction et douleur légère, augmentation de rougeur ; la sécrétion est d'abord supprimée, puis augmentée. Le mucus commence par être limpide, filant ; il devient ensuite consistant et opaque, et très-souvent il se concrete sur la surface enflammée. Comme les autres catarrhes, le Croup est souvent épidémique ; comme eux, il survient dans les constitutions humides, et à la suite d'un refroidissement subit. C'est spécialement avec le catarrhe pulmonaire qu'il a la plus grande ressemblance. Même rougeur, même nature de l'expectoration, même altération du mucus, mêmes concrétions couenneuse et pulpeuse, une partie des mêmes symptômes : d'ailleurs, l'inflammation des bronches fait presque toujours partie de la maladie que nous décrivons ; et la trachée participe souvent à l'affection des bronches dans les catarrhes pulmonaires et les péripneumonies. Maintenant, tout ne s'accorde-t-il pas à prouver que le Croup est un catarrhe du conduit aërien ?

Mais, cette maladie est-elle la même que l'angine laryngée et trachéale inflammatoire de Boërhaave ? Crawford et Reil (1) les confondent. Michaelis les distingue ; et Cullen laisse la question indécise.

Dans le Croup, comme dans l'angine de Boërhaave, il y a rougeur de la membrane muqueuse ; l'un et l'autre sont très-dangereux, et promptement mortels. Dans tous deux, la voix est altérée, la respiration fort gênée, la suffocation imminente, le pouls

(1) Uber die erkenntniss und cur der fieber.

faible et intermittent, le malade agité, etc. La sécrétion est supprimée dans l'angine de Boërhaave, au moins pendant une grande partie du cours de la maladie. Elle est au contraire augmentée et altérée dans le Croup. La première affecte particulièrement les adultes, et l'autre les enfans : la suppression des hémorragies, l'exercice prolongé de la respiration, l'inspiration de vapeurs irritantes (1), déterminent l'angine de Boërhaave. Le Croup, souvent épidémique, paraît dépendre de causes plus généralement répandues. L'angine de Boërhaave débute souvent par les symptômes les plus intenses, et enlève bientôt le malade ; le Croup, au contraire, ne manifeste d'abord que les symptômes d'un simple rhume. La douleur au cou est forte dans l'angine de Boërhaave, légère et souvent nulle dans le Croup. La difficulté de respirer, et les autres symptômes se soutiennent dans la première; tandis que dans l'autre, ils présentent souvent des rémissions.

(1) M. Hallé a vu l'inspiration de l'acide muriatique oxigène donner lieu à presque tous les symptômes propres à l'angine de Boërhaave.

Telle est une partie des différences et des similitudes qui existent entre ces deux maladies. Pour les connaître toutes, nous manquons d'un nombre suffisant d'observations bien faites. En effet, quelle opinion embrasser ? Ces deux maladies ne seraient-elles qu'un seul et même catarrhe du conduit aërien, et l'angine de Boërhaave ne différerait-elle du Croup que par l'intensité plus grande de ses symptômes et la suppression de la sécrétion muqueuse ?

§ V.

COMPLICATIONS.

Le Croup n'est pas toujours simple ; il peut se compliquer avec les fièvres angioténiques (inflammatoires), gastriques (bilieuses), muqueuses, adynamiques, etc. Presque toujours il co-existe avec le catarrhe pulmonaire ; ou pour mieux dire celui-ci fait ordinairement partie du Croup. La péripneumonie s'y joint quelquefois durant son cours. En recueillant les ouvertures cadavériques faites par les observateurs, on trouve que souvent la plêvre est enflammée dans une partie ou dans la totalité de son étendue, et le parenchyme pulmonaire gorgé de sang, plus rouge et même brunâtre.

Les auteurs présentent un très-grand nombre d'observations dans lesquelles le Croup est réuni au catarrhe guttural (angine tonsillaire). L'inspection du malade et l'autopsie cadavérique démontrent qu'outre les caractères du Croup, les tonsilles, la base de la langue, les piliers et le voile du palais sont rouges, nullement ulcérés, couverts d'une couenne blanche, et présentent quelquefois çà et là de petites taches de même couleur, entourées d'une aréole plus rouge. La sécrétion du mucus de l'arrière-bouche est considérablement augmentée ; l'haleine n'est point fétide, et la déglutition est plus ou moins gênée.

Le Croup paraît souvent au milieu des varioles confluentes ; selon Reil (1), son invasion a lieu à une époque incertaine de ces dernières. Ordinairement, c'est le 6, 7 ou 8e. jour, à l'époque où la suppuration doit avoir lieu, rarement lors de l'éruption ou de la dessi-

(1) Reil : Memorabilia clinica medico practica. Fasc. 3.

cation, et plus rarement encore après celle-ci. L'infirmerie de la Salpêtrière a présenté un grand nombre de fois les mêmes résultats.

Le Croup peut-il se compliquer avec l'angine gangréneuse de Fothergill et de Marteau ? Jusqu'ici, nous n'avons rien qui le prouve. Bayley (1) a observé un enfant qui présentait tous les symptômes de l'angine gangréneuse. Le cinquième jour, la respiration était très-difficile ; l'expectoration accompagnée d'un son rauque, et la voix très-aigue et élevée. Le malade mourut le septième jour. A l'ouverture cadavérique, on trouva toute la surface de l'arrière-bouche ulcérée et recouverte d'une escarre noirâtre ; les tonsilles étaient presqu'entièrement détruites ; tandis que l'intérieur du tube aërien ne présentait aucune trace d'ulcération, d'inflammation ni de couenne.

---

(1) Cases of the angina trachealis with the mode of cure in a letter to Will. Hunter M. D. by Richard Bayley, surgeon; to wich is added a Letter from Peter Middleton, M. D. to the author.

§ VI.

DIAGNOSTIC.

Il est souvent difficile de reconnaître le Croup dès son début, et spécialement quand il se voile sous les dehors d'un rhume ou d'un catarrhe pulmonaire. Cette distinction ne devient pas moins délicate à faire, lorsque ses symptômes sont peu intenses, qu'on ne voit le malade que dans les momens de rémission, et quand, sur-tout, il manque un ou plusieurs caractères importans. Aussi, faut-il, pour ne pas s'y méprendre, embrasser l'ensemble et la succession des signes qui attestent cette affection; car aucun de ses symptômes, pris isolément, ne lui est propre, et quelquefois ils manquent tous pris en particulier.

Le siége de la maladie peut encore faire varier plusieurs de ces caractères, selon qu'il est dans le larynx ou dans la trachée. Dans le premier cas, la partie supérieure du col est gonflée et douloureuse, la déglutition difficile, et la boisson que l'on fait prendre au malade détermine des quintes de toux suffocante, et elle est rejetée par les narines. L'absence de ces symptômes et le gonflement de la partie moyenne du cou, caractérisent l'autre circonstance; mais ces caractères ne sont pas constans, quand le Croup affecte le larynx; et la douleur est quelquefois si légère, que l'on ne sait pas rigoureusement à quelle partie du tube aërien la rapporter. D'ailleurs, l'autopsie cadavérique dément souvent cette distinction, qui est inutile pour le traitement.

On peut, pour l'ordinaire, aisément distinguer le Croup du catarrhe guttural. Dans celui-ci, la gorge est gonflée extérieurement, et à l'intérieur; sa surface interne est rouge, couverte de couches blanchâtres et d'une grande quantité de mucus plus ou moins visqueux. La déglutition est difficile, la respiration libre, la voix ordinaire, et on n'observe pas de toux; on voit bien, il est vrai, dans quelques circonstances, la respiration être gênée et la voix altérée, mais la première n'est point sifflante, et les sons n'offrent pas le caractère aigu et glapissant qui se développe dans le Croup.

Souvent on a confondu la maladie que nous

décrivons avec l'angine gangrèneuse de Fothergill, et réciproquement cette dernière avec le Croup. On rencontre même dans les auteurs, plusieurs observations qu'on ne sait à laquelle de ces deux affections devoir rapporter. Lorsque l'angine de Fothergill ne porte point atteinte à la respiration ni à la voix, on ne peut la méconnaître qu'au début : car, dès le deuxième jour, l'intérieur de la gorge se tuméfie et devient rouge.; elle se couvre en outre de taches d'abord blanches, grises, puis noirâtres, et entourées d'une aréole très-rouge. Ces taches tombent, et laissent à nud des ulcères plus ou moins profonds, desquels s'écoule une matière ichoreuse. A ces symptômes se joignent une éruption scarlatine, la faiblesse du pouls, la fétidité de l'haleine, et souvent les caractères de l'adynamie.

Les caractères extérieurs du Croup peuvent-ils co-exister avec un état purement nerveux du conduit aërien ? Millar (1) décrivit, en 1769, une maladie qui semblerait permettre d'adopter cette opinion. En 1770,

(1) On the asthma and hooping cough. Lond.

Rush à Philadelphie (1), et en 1776, Chalmers à Charlestown (2), donnèrent chacun la description d'une maladie, dans laquelle ils ont confondu le Croup avec l'asthme de Millar. Mais en 1789, Rush (3) revint publiquement sur sa manière de voir, et il regarda comme essentiellement différentes, les deux maladies précitées. Michaelis, Lentin, Wichmann, Vogel, Reil, Girtanner, etc. admettent la même distinction, en conservant à l'une le nom de *Croup*, et en désignant l'autre sous celui d'*asthme convulsif des enfans*, d'*asthme aigu*, d'*asthme de Millar*, d'*esquinancie trachéale spasmodique*, de *Croup nerveux*.

Je ne connais aucun médecin français qui ait parlé de l'asthme de Millar : je vais en tracer l'histoire générale, afin de le comparer avec le Croup.

Cette maladie affecte particulièrement les enfans, depuis l'âge de deux jusqu'à sept ans.

---

(1) On the spasmodic asthma of children.

(2) Account of the weather and diseases of south Carolina.

(3) Rush practische beobachtungen. Leipsick.

Elle frappe souvent au milieu d'une santé parfaite, et ordinairement en hiver, à la suite d'un refroidissement subit; elle n'est ni endémique, ni épidémique, toujours sporadique; quelquefois elle est symptômatique. Lentin l'a vue dépendre d'une affection vermineuse. Au début: symptômes de rhume, quelquefois accompagnés de fièvre; bientôt après, serrement avec douleur dans tout le thorax, expectoration nulle, respiration très-difficile et fréquente, avec un son très-creux et très-profond, voix rauque, ressemblant à l'aboiement d'un gros chien; angoisses, agitations, urines limpides et fort abondantes. Cet état dure quelques heures, diminue insensiblement pour reparaître dans l'espace de 12, 18 ou 24 heures.

Pendant l'intermission, la maladie reprend la marche d'un simple rhume; l'enfant respire plus facilement; il peut se coucher sur le dos; il parle et reprend, mais avec une sorte d'indifférence, ses jeux accoutumés. Les accès s'exaspèrent et deviennent de plus en plus rapprochés, à mesure que la maladie avance. Lorsque l'attaque est fort intense, alors pouls petit et fréquent, par fois intermittent ; élévation des épaules, dilatation des narines, gonflement, rougeur, puis lividité de la face ; sueurs abondantes et générales ; sortie involontaire des déjections alvines et des urines ; impossibilité de parler ; suffocation imminente, et enfin la mort ; le malade ayant conservé jusqu'alors l'intégrité de ses facultés intellectuelles.

Cette maladie peut durer de six à huit jours ; quelquefois l'enfant périt dans la première attaque.

A l'autopsie cadavérique on trouve l'intérieur des voies aëriennes lisse et sans les moindres vestiges d'inflammation. L'assa fœtida et le musc sont, d'après les auteurs, les uniques moyens auxquels on doit recourir, et ils sont rarement sans effet quand on les emploie dès le commencement.

Comme le Croup, l'asthme de Millar, attaque spécialement l'enfance, comme lui, il règne principalement pendant l'hiver. Le passage subit du chaud au froid détermine l'un et l'autre : tous deux ne présentent d'abord que les signes d'un simple rhume, et frappent soudain. Dans chacun d'eux, la respiration est fort difficile, la voix très-altérée, le danger de suffocation imminent, la marche très-aigue, et la terminaison le plus souvent funeste.

L'asthme de Millar diffère du Croup, en ce qu'il n'est jamais épidémique, ni endémique, que la toux est rare, l'expectoration nulle; que la voix ressemble plutôt à l'aboiement d'un chien qu'au cri du coq; que la douleur n'est point fixée au cou, mais vague et répandue dans le thorax; qu épour respirer, le malade a besoin d'être sur son séant, que les urines sont limpides, les attaques constamment périodiques, la membrane muqueuse des voies aëriennes lisse; enfin, que les moyens de traitement du Croup, appliqués à cette maladie, sont inutiles ou dangereux.

On peut donc facilement distinguer le Croup de l'asthme de Millar, quand il règne épidémiquement; que la voix est fort aigue, lorsque le malade rejette des lambeaux membraniformes et des mucosités abondantes; que les urines sont troubles et blanches, et qu'il y a une douleur locale à la partie antérieure du cou. Mais si le Croup est sporadique, que le malade n'expectore pas, que la voix soit plus rauque qu'aigue, s'il y avoit des rémissions bien marquées, ne seroit-il pas alors très-difficile de le reconnaître, surtout s'il s'y joignoit des symptômes nerveux, comme on le voit dans les observations de MM. Vieusseux et Brewer. Comme la médecine française n'a point encore recueilli d'observations particulières de l'asthme de Millar, ne doit-on pas attendre qu'elle en ait rassemblé un grand nombre avant d'admettre la distinction adoptée par la plupart des Médecins étrangers ?

On peut rapporter des exemples qui prouvent qu'on a réciproquement confondu l'existence du Croup avec la présence de certains corps étrangers venus du dehors. Engstroem (1) parle d'un enfant de quatre ans qui se plaignit, pendant quelques jours, d'une douleur pongitive dans la gorge, que l'on attribua à la présence d'une épingle, qu'on soupçonna qu'il avoit avalée. Le deuxième jour, une fièvre légère se manifesta, la respiration devint difficile et la voix glapissante. L'enfant mourut le troisième jour. A l'ouverture

(1) Berættelser till Riksens stænder, 1769.

cadavérique, on trouva la trachée et les bronches recouvertes d'une lame couenneuse et gorgées de mucosités d'un blanc jaunâtre.

Balfour, Chirurgien anglais (1), a vu un enfant dont la voix étoit aigue, sifflante, et la respiration difficile : on le crut affecté du Croup ; il mourut, et l'ouverture cadavérique démontra, au-dessous du larynx, un morceau d'écaille d'huitre de la largeur de deux centimètres environ, sans aucune trace d'inflammation ni de couenne.

La difficulté de respirer, l'altération de la voix, une douleur locale, une toux convulsive, de l'agitation, de l'anxiété, des irrégularités et des intermissions dans le battement du pouls, des rémissions et même des intermissions plus ou moins longues dans les symptômes, sont autant de caractères communs à l'une et à l'autre de ces deux affections ; mais on reconnaîtra aisément la présence d'un corps étranger, venu du dehors, à l'apparition subite des symptômes immédiatement après la déglutition, à une

---

(1) Home an inquiry into the Croup.

douleur très-aigue, qui change de place à la suite de certains mouvemens que fait le malade, à ce que la voix est rauque au lieu d'être aigue et sifflante; enfin, à un emphyseme qui se manifeste au cou. Les caractères propres du Croup, mis en opposition avec ces derniers, suffiront sans doute pour éviter l'erreur.

§ VII.

PROGNOSTIC.

Le Croup est une des maladies les plus meurtrières qui attaquent l'enfance. Il est plus dangereux quand il règne épidémiquement que lorsqu'il est sporadique, quand il complique une variole confluente, que lorsqu'il se développe seul.

La dyspnée est, parmi les caractères propres de cette affection, l'un de ceux qui appellent surtout l'attention des praticiens; car le danger est, en raison de son intensité. L'agitation, l'anxiété, l'assoupissement, la faiblesse du malade, la fréquence, la petitesse et l'irrégularité des pulsations, les sueurs froides, la lividité et le gonflement de la face, sont autant de phénomènes secondaires qui rendent le prognostic fâcheux.

L'on ne doit pas toujours préjuger favorablement de l'issue de la maladie, lorsque la voix cesse d'être aigue et glapissante, et qu'elle reprend son timbre ordinaire. Le malade, qui fait le sujet de la 6e observation de Home, mourut le jour même que ce changement eut lieu.

Soit que l'expectoration de mucosités ou de lambeaux membraniformes se fasse spontanément, ou qu'elle soit provoquée par l'art, elle fait rarement prévoir la terminaison que l'on doit attendre : souvent le soulagement n'est que momentané, et l'affection reparaît ensuite avec plus d'intensité. Le fils de Leroy, de Montpellier, en est un exemple frappant : après avoir rendu spontanément, par les efforts de la toux et du vomissement, une matière, en partie liquide et en partie couenneuse, il se trouva mieux le reste du jour; les symptômes redevinrent plus graves pendant la nuit, et il mourut dans le courant de celle du lendemain. Dans un cas semblable, le D. Brewer arracha une portion de couenne qui s'étendoit jusque dans la gorge ; la maladie parut cesser ; mais bientôt après elle se manifesta de nouveau et avec tant de violence, qu'elle enleva le malade : dans d'autres circonstances, le mieux-être qui suit l'expectoration, se soutient, et le rétablissement ne tarde pas à survenir. On en trouve des exemples dans Wahlbom, Salomon, Callisen (1). La pratique du Professeur Pinel a confirmé ces résultats.

Actuellement, ce serait le cas d'exposer les caractères propres à distinguer le rétablissement réel de celui qui n'est qu'apparent ; mais, a-t-on dans l'état actuel de nos connaissances, des symptômes assez tranchés pour y parvenir ?

Que les urines soient troubles ou blanches, cet état n'influe en rien sur l'issue de la maladie. Quelquefois il précède une terminaison heureuse et prochaine. Les urines du malade dont Lundun (2) donne l'observation, furent telles le septième jour ; dès ce moment,

(1) Acta Hafniensia, T. I.

(2) Essai de médecine. Ouvrage périodique, par Waton et Guérin, à Carpentras.

la suffocation diminua, le bruit de la respiration et le timbre de la voix, n'eurent plus rien d'allarmant, et le malade entra en convalescence le lendemain. On trouve de pareils faits dans Home et dans Ghisi. Le Croup a été mortel, dans certains cas, malgré leur apparition. Salomon a vu un enfant rendre des urines analogues le septième jour : mais, l'assoupissement continua, la respiration resta difficile, et la voix glapissante, le pouls devint de plus en plus faible, intermittent, et le malade mourut le lendemain.

Enfin, si on abandonne cette affection à elle-même, elle est constamment mortelle ; du moins, je ne connais aucune observation qui fasse exception à ce funeste résultat : et l'expérience prouve de plus, qu'il y a d'autant moins d'espoir, que les secours de la médecine sont appliqués plus tard.

§ VIII.

TRAITEMENT.

A ne consulter que l'analogie, la terminaison de l'inflammation des membranes muqueuses devrait être commune au Croup ; mais quand on considère que le catarrhe du conduit aërien intéresse une des principales fonctions ; on sent assez quel en doit être le danger. Or, puisque cette maladie est si grave, puisqu'elle donne si promptement la mort, voyons si l'art offre des moyens puissans à lui opposer.

Les indications à remplir ont varié comme les opinions des auteurs, mais les moyens de traitement ont presque toujours été semblables, et se sont réduits aux saignées générales et locales, aux vésicatoires, aux vomitifs, aux expectorans-excitans, etc.

Nous allons d'abord examiner ces moyens en particulier, nous verrons ensuite la manière dont les praticiens les associent, et quelles sont les modifications dont nous les croyons susceptibles.

La saignée a eu ses partisans et ses antagonistes. Bard, Kuhn, la rejettent entièrement; Bayley et Middleton, saignent jusqu'à lipothymie, ils répètent même l'ouverture de la veine si les accidens reparaissent, ou s'ils ne diminuent point. Ghisi, Bæck, Salomon, Home, etc. saignent aussi, mais avec plus de réserve. Après les saignées générales, la plupart des auteurs que nous venons de citer, appliquent les sang-sues autour du cou, et Ghisi fait usage des scarifications. Plusieurs se bornent aux saignées locales quand le sujet est fort jeune et affaibli. Ce serait, à mon sens, faire preuve d'un jugement peu solide, que de prescrire ou d'employer exclusivement la saignée. Le lieu qu'habite le malade, son âge, les circonstances dans lesquelles il se trouve, les périodes, l'intensité et l'état de complication ou de simplicité de la maladie, sont autant de motifs que l'on doit considérer, avant de se permettre son emploi. Lorsqu'elle est indiquée, la quantité de sang à tirer doit être relative à l'intensité de la phlegmasie, et à l'état du systême vasculaire : le plus ordinairement, les saignées locales sont suffisantes.

Il en est presque du vomitif comme de la saignée. Home se déclare son antagoniste, tandis que Crawford le regarde comme un moyen très-héroïque. Bæck, Salomon, Callisen et Michaelis, l'emploient, mais après les saignées, soit générales ou locales. Bæck veut même que l'inflammation soit dissipée, avant de le prescrire, et Salomon, que la couenne soit détachée. L'expérience parle contre l'assertion de Home; je n'ai pu trouver aucun fait qui me prouvât le danger du vomitif. On l'emploie, au contraire, avec le plus grand succès, dans quelques régions de l'Ecosse, dès le début de la maladie, et avant l'usage des saignées et des purgatifs. Le professeur Pinel suit cette dernière méthode, et en obtient des résultats semblables. C'est le tartrite de potasse antimonié, que l'on emploie de préférence. Les uns le prescrivent à une dose convenable pour faire vomir, d'autres seulement dans la vue d'exciter des nausées; la saignée doit précéder son usage quand la phlegmasie est fort intense, ou qu'elle est compliquée de fièvre angio-tenique.

C'est spécialement le vésicatoire qui paraît réunir le plus de suffrages. Aussi, la plupart des praticiens y ont recours, quelle que soit, d'ailleurs, leur opinion sur cette maladie. Les partisans de la saignée ouvrent la veine avant de l'appliquer. Home le place au tour du cou; Rosen sur les parties latérales; Salomon à la partie antérieure, et M. Vieusseux à la nuque. Quand on l'applique sur le lieu où on a pratiqué la saignée locale, Crawford conseille d'interposer un linge fin, entre sa surface et la peau, pour que la poudre de cantharides ne puisse pénétrer dans les scarifications ou les piqûres des sang-sues. Lorsque le sujet est fort jeune ou très-nerveux, Callisen et Michaelis associent le camphre ou l'opium aux cantharides. Ce premier lui substitue quelquefois le liniment ammoniacal. Le professeur Pinel le remplace ordinairement par le liniment camphré. La plupart laissent suppurer le vésicatoire jusqu'à parfaite guérison; chez les enfans fort jeunes, Lentin l'emploie seulement comme rubéfiant; Home le couvre d'un cataplasme ou de fomentations émollientes; Rosen applique ces émolliens sur le devant du cou, il les aiguise avec de la semence de senevé (*sinapis nigra* L.) lorsque les symptômes s'aggravent.

Bæck, Salomon et Home, conseillent la vapeur d'une infusion de sureau, aiguisée avec un peu de vinaigre; quelques autres indiquent la fumigation de poivre; Crawford les vapeurs huileuses; Lentin, celles de l'infusion de senéga (*polygala senéga* L.) et de gomme ammoniaque, et si l'irritation est très-forte, les vapeurs d'une dissolution d'opium. M. Pinel (1) a le premier avantageusement employé l'inspiration de l'éther sulfurique. L'oxymel scillitique ou colchique, les oxides hidro-sulfurés d'antimoine, le tartrite antimonié de potasse, l'Ipécacuanha, l'acétite et le carbonate d'ammoniaque, le camphre, etc. sont les expectorans-excitans, dont on se sert le plus souvent à l'état liquide ou à l'état de vapeur. Ce n'est que lorsque l'irritation a diminué, et que le mucus est devenu plus consistant, que l'on soit de ces expectorans-excitans, soit liquides ou à l'état de vapeurs; avant cette époque, les praticiens prescrivent ordinairement les mucilagineux.

On conseille d'entretenir le cours des déjections alvines : Home prescrit à cet effet, les purgatifs inodores, tels qu'un mélange de carbonate de magnesie et de sucre, le tartrite de potasse et de soude, etc. Quel-

(1) Journal philomatique, année 6.

ques-uns veulent qu'on applique les purgatifs en épithème ou en friction ; la plupart recourent aux clystères irritans.

Crawford vante les effets salutaires des pédiluves. Le professeur Pinel les fait prendre tièdes et plus ou moins stimulans. Lentin emploie les sternutatoires, dès qu'il y a quelques indices de la présence de la couenne. M. Pinel les associe aux autres irritans.

Kuhn, à Philadelphie; Bard, à New-Yorck ; Bayley, à New-Jernesey ; Dobson, à Liverpool ; Lentin, (1) Thilenius, (2) etc. en Allemagne, font un grand usage des oxides ou des sels mercuriels, qu'ils regardent comme spécifiques. Ils les prescrivent à l'intérieur et en frictions, ou de ces deux manières à-la-fois. Le muriate de mercure doux, est la préparation qu'ils font prendre intérieurement. Kuhn en donne 25 à 30 centigrames aux enfans fort jeunes, et il répète cette dose deux à trois fois par jour. Redmann en prescrit toutes les trois heures, 25 centigrames qu'il continue jusqu'à la quantité de 7 dé-

(1) Bræge zur ausubenden arzneywissenschaft.

(2) Medicinische und chirrugische bemerkungen.

cigrames. Lentin se borne aux frictions, qu'il pratique deux à trois fois par jour sur le devant du cou, et qu'il prépare avec une partie d'onguent mercuriel noir, sur trois d'onguent blanc camphré. Dobson et Thilénius y associent l'usage intérieur du muriate de mercure. Les saignées, les vésicatoires, les vomitifs, etc. font encore partie de ce traitement. Peut-on alors se permettre d'attribuer au mercure, les heureux effets qu'on obtient souvent, des divers autres moyens sagement administrés ?

Plusieurs médecins comprennent aussi, les anti-spasmodiques, dans leur traitement. Crawford, Buchan, et M. Vieusseux, recourent au musc et à l'assa-fœtida. MM. Brewer et Delaroche (1) emploient souvent dans cette même vue les bains tièdes, qu'ils font précéder des saignées et des vésicatoires : on peut encore rapporter ici l'éther sulfurique et le liniment camphré dont se sert M. Pinel.

S'il est un moyen qui ait partagé l'opinion, c'est la bronchotomie : tour-à-tour

---

(1) Journal de Médecine, brum. an 4. Bibliothèque médico-chirurgicale, tom. II.

conseillée et rejetée, elle n'a point encore été pratiquée. Home, Rosen, Brookes, etc. n'en parlent qu'avec une extrême prudence, et ils proposent même de faire plusieurs essais sur le cadavre avant de la tenter. Crawford adopte le sentiment de ces derniers, et il ne la conseille que dans le cas où les autres moyens seraient infructueux. Michaelis place au contraire en elle, dans la plupart des circonstances, le salut du malade; il propose de la pratiquer à la trachée, au commencement de la deuxième période; lorsqu'un ou deux vomitifs ont été inutilement employés. Sans elle, il regarde ces moyens comme presque toujours insuffisans, tandis qu'avec son secours il croit les vomitifs susceptibles d'expulser la couche membraniforme. La bronchotomie est encore avantageuse, selon lui, quand cette extraction serait même impossible. Depuis, on a proposé la laryngotomie. Si on avait des caractères assez certains pour distinguer la partie du conduit aërien qu'affecte le Croup, peut-être pourrait-on, s'il se bornait au larynx, tenter cette opération; mais quels succès peut-on se promettre, lorsque la trachée et les bronches sont également affectées ? Cependant ce dernier état n'est-il pas le plus fréquent ? et, ne trouve-t-on pas communément les divisions des bronches gorgées de mucosités ? d'ailleurs c'est encore à l'expérience à décider ce qu'on doit attendre de cette opération.

C'est en réunissant plusieurs de ces moyens, en déterminant la succession respective de leur emploi, et en fixant les époques de la maladie dans lesquelles ils conviennent, que les auteurs se sont fait des méthodes différentes de traitement. Home, Crawford, Brookes, etc., divisent à cet égard le Croup en deux périodes. Dans la première, ils conseillent les saignées, les vésicatoires, l'inspiration de vapeurs émollientes légèrement aiguisées, les pédiluves, les purgatifs légers et les clystères. Ils font usage des vomitifs et des expectorans-excitans dans la seconde.

La méthode des praticiens de New-Yorck se rapproche infiniment de la précédente. Bayley saigne d'abord à la jugulaire, et jusqu'à lypothimie. Il applique ensuite un large vésicatoire sur le devant du cou; il fait prendre intérieurement le tartrite de potasse antimonié, à la dose propre à exciter des nausées, puis il l'augmente de tems en tems, afin de déterminer des vomissemens. Il ajoute à cela l'usage intérieur du muriate de mercure, et celui des clystères. Il a vu heureusement guérir un grand nombre d'enfans qu'il a traités par ce procédé; et c'est en suivant cette méthode, que Michaelis et Middleton ont obtenu, dans la même ville, des avantages analogues.

Si des succès heureux ont presque constamment accueilli la marche de Bayley, tandis que le traitement par les toniques a si souvent échoué, c'est qu'au rapport de Michaelis, la phlegmasie était fort intense, et les enfans très-pléthoriques.

En Allemagne, Lentin n'emploie que rarement les saignées générales; il se borne plus communément aux saignées locales. Après avoir appliqué les sangsues au cou, il prescrit pendant leur effet les expectorans-excitans et les clystères. Il place ensuite un large vésicatoire entre les épaules, et il fait à la partie antérieure du cou les frictions dont nous avons déjà parlé. Il en continue l'usage jusqu'à ce que la voix ne soit plus suspecte et que la toux soit humide; il cherche ensuite à déterminer l'éternuement. Sur douze enfans soumis à ce traitement, sept ont guéri. Parmi les cinq qui ont été victimes de cette cruelle maladie, un était scrophuleux, et les autres n'ont été secourus par l'art que le troisième ou le quatrième jour de l'invasion du Croup.

Aussitôt que cette maladie se prononce, le professeur Pinel l'attaque par les vomitifs, les pédiluves et les clystères irritans, les sternutatoires et l'inspiration de l'éther, il continue l'usage de ces moyens jusqu'à ce que tout le danger soit dissipé. Il ne recourt jamais aux saignées générales ou locales.

Comme affection catarrhale, le Croup ne devrait, sans doute, exiger que le traitement convenable aux phlegmasies des membranes muqueuses; mais parce qu'il co-existe constamment avec une dyspnée extrême, et parce qu'il détermine un danger imminent de suffocation, on ne saurait, dès le début, réunir des moyens assez actifs pour prévenir son développement, ou appaiser la violence de sa marche. C'est donc agir prudemment, que d'employer alors avec les auteurs les irritans extérieurs, ou plutôt de les rassembler à l'imitation du professeur Pinel, afin de les faire concourir plus efficacement au même but. Lorsque la toux est devenue humide, et que l'expectoration se manifeste, on doit la favoriser à l'aide des vomitifs, des sternutatoires, et des expectorans-excitans. On ne doit pas négliger les saignées, soit générales soit locales, lorsque la phlegmasie est fort intense ou compliquée de fièvre angio-tenique. On emploiera les anti-spasmodiques, s'il se développe des convulsions ou quelques autres symptômes nerveux. On conçoit que le traitement devra varier, selon que le Croup sera simple ou compliqué. Enfin, quel que soit l'état dans lequel cette maladie se présente, il ne faut jamais perdre de vue combien elle est grave et combien sont faibles les ressources de l'art.

La médecine est bien plus puissante pour prévenir le Croup, que pour le combattre quand il existe; et c'est sur-tout lorsque cette maladie règne épidémiquement, que le praticien doit éloigner tout ce qui peut disposer à la contracter.

FIN.

www.ingramcontent.com/pod-product-compliance
Ingram Content Group UK Ltd.
Pitfield, Milton Keynes, MK11 3LW, UK
UKHW020320220726
13923UKWH00003B/1271

9 782019 639129